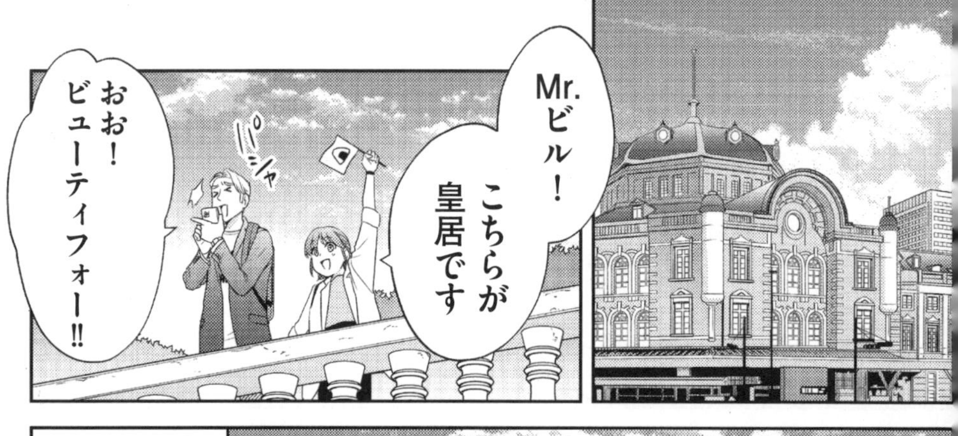
Mr.ビル！
こちらが皇居です
パシャ
おお！
ビューティフォー!!

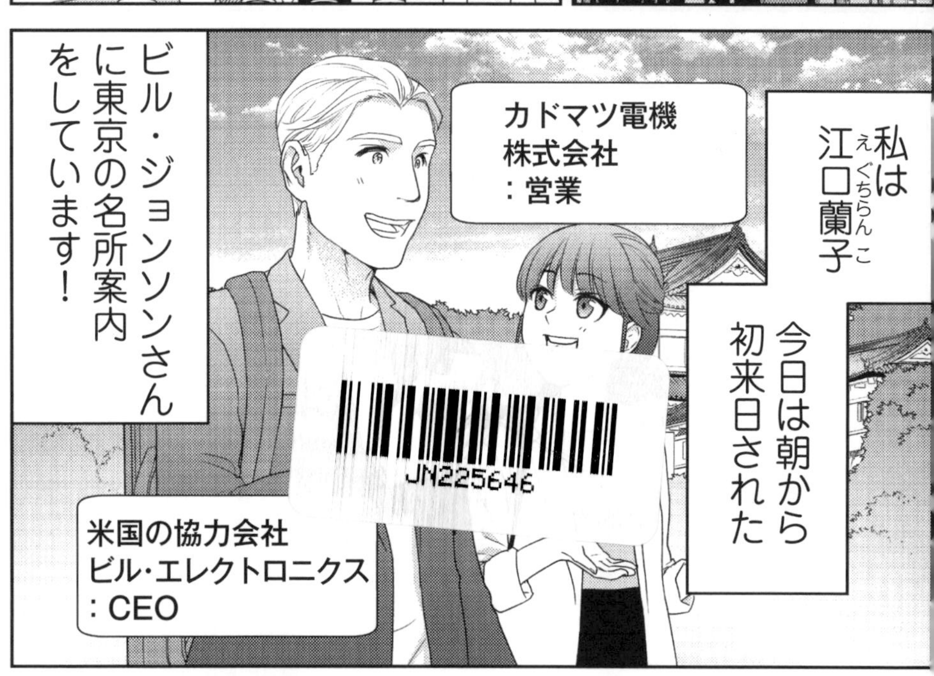
私は江口蘭子
今日は朝から初来日された
カドマツ電機株式会社
：営業
ビル・ジョンソンさんに東京の名所案内をしています！
米国の協力会社
ビル・エレクトロニクス
：CEO
JN225646

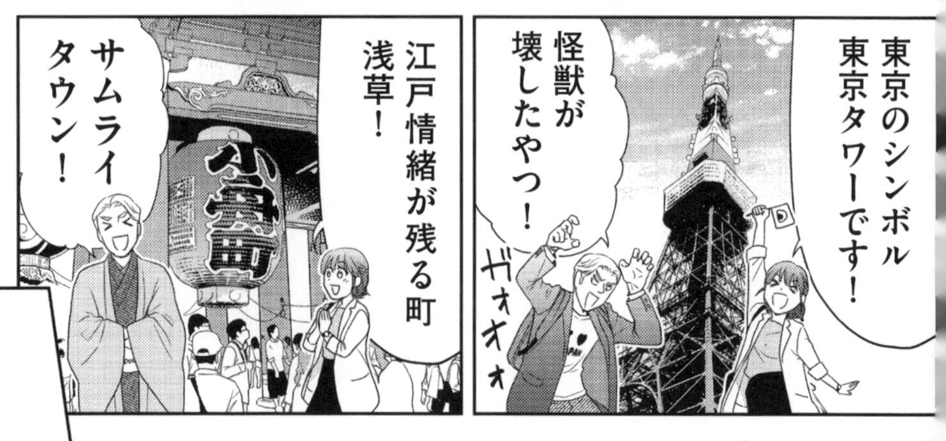
東京のシンボル東京タワーです！
怪獣が壊したやつ！
ガオォォ
江戸情緒が残る町浅草！
サムライタウン！

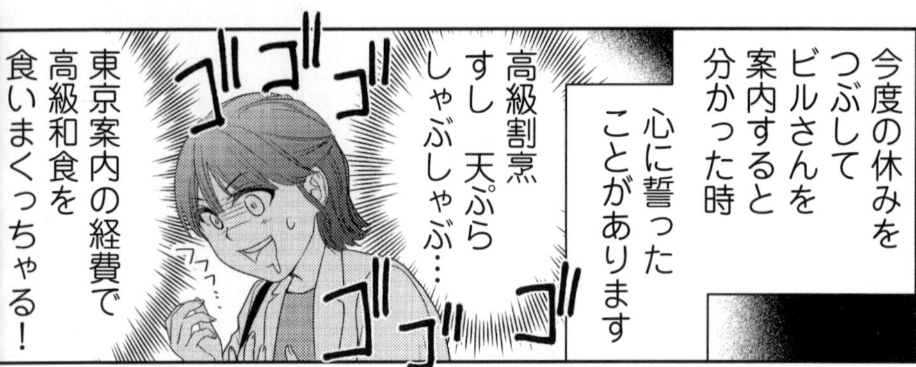
今度の休みをつぶしてビルさんを案内すると分かった時
心に誓ったことがあります
高級割烹 すし 天ぷら しゃぶしゃぶ…
東京案内の経費で高級和食を食いまくっちゃる！
ゴゴゴ
ゴゴゴ

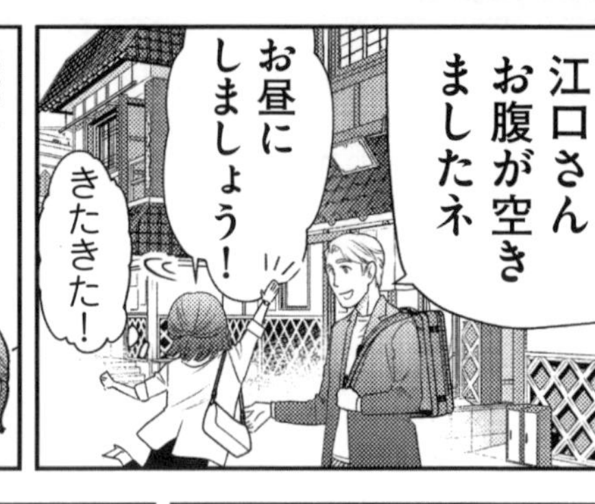
江口さん お腹が空きましたネ
お昼にしましょう！
きたきた！

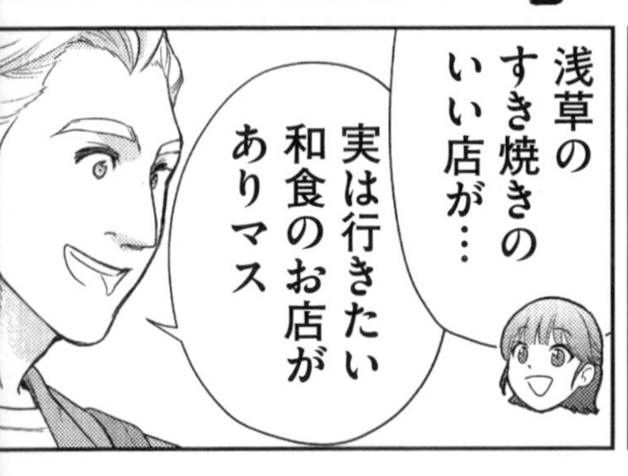
浅草のすき焼きのいい店が…
実は行きたい和食のお店がありマス

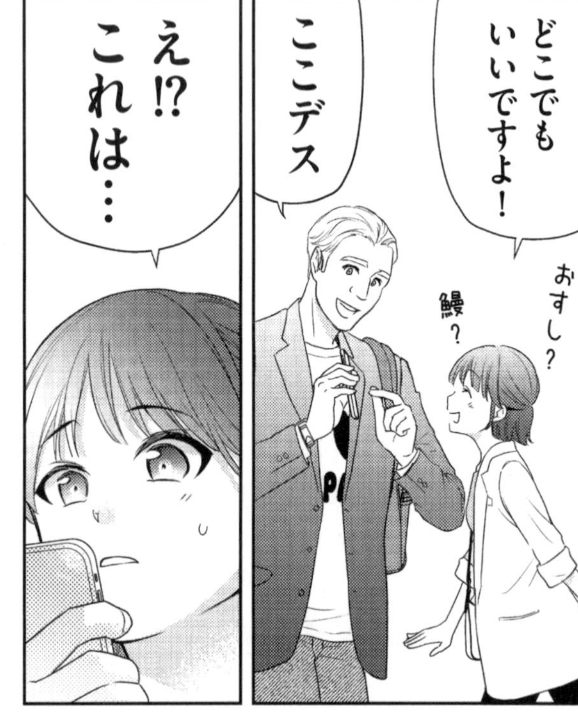
どこでもいいですよ！
おすし？
鰻？
ここデス
え⁉ これは…

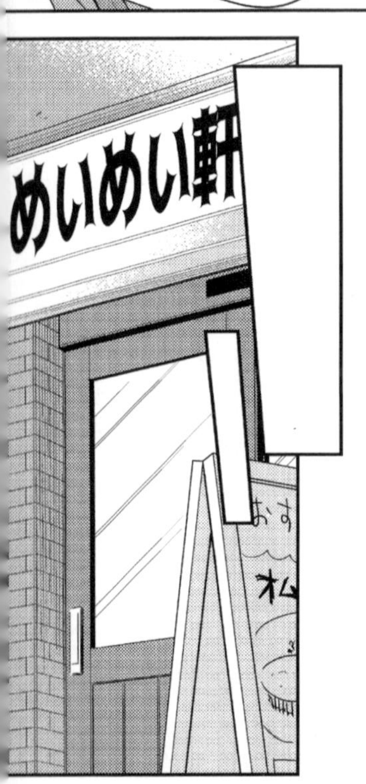
めいめい軒

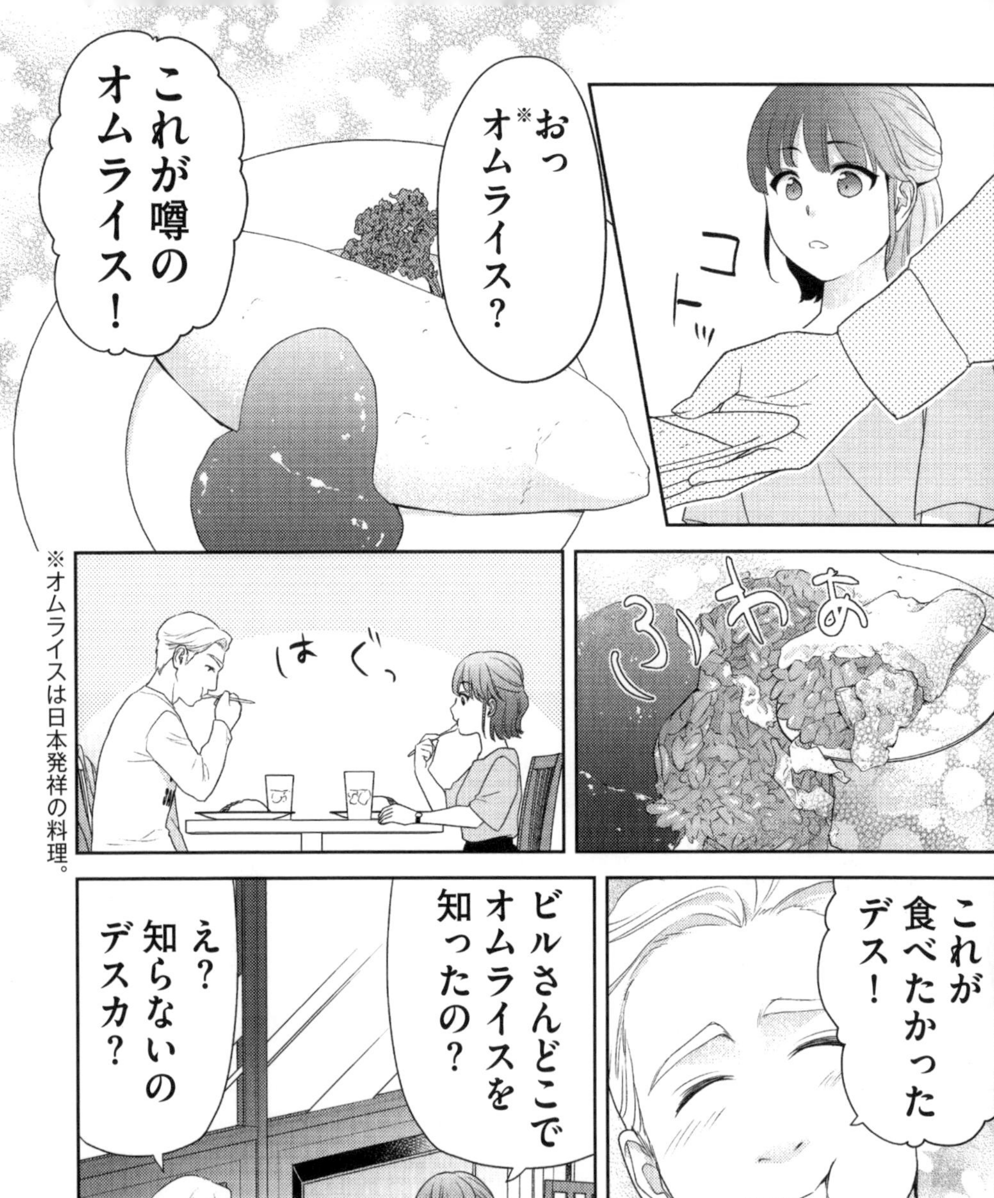

※オムライスは日本発祥の料理。

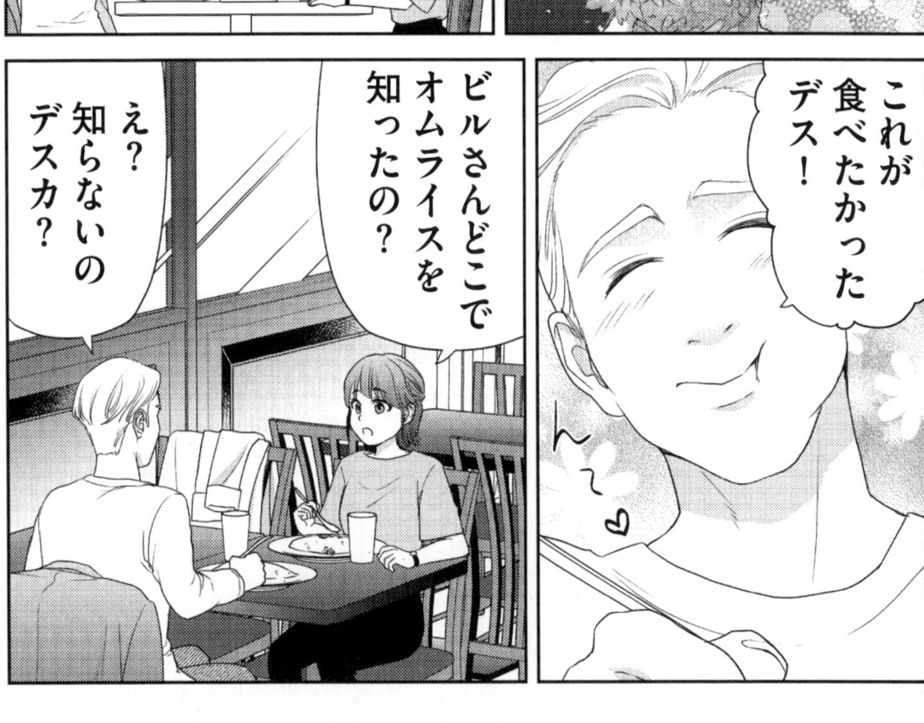

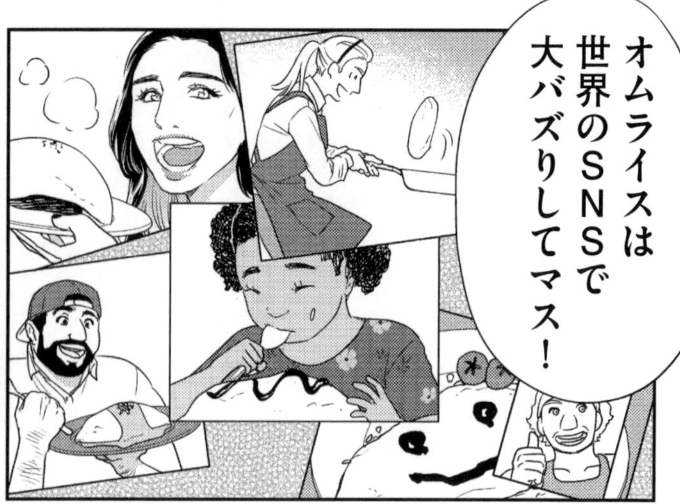
オムライスは世界のSNSで大バズりしてマス！

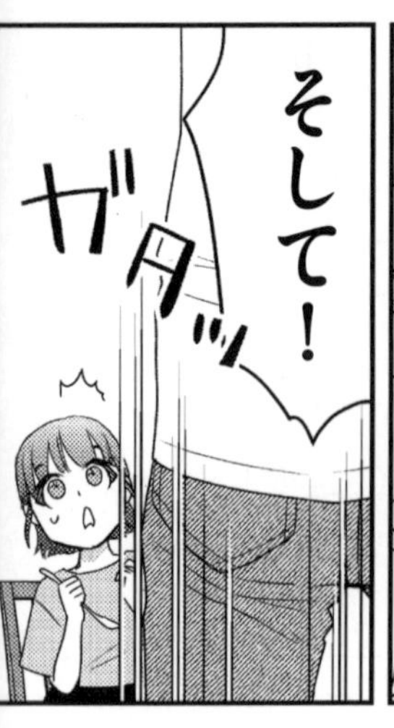
そして！
ガタッ

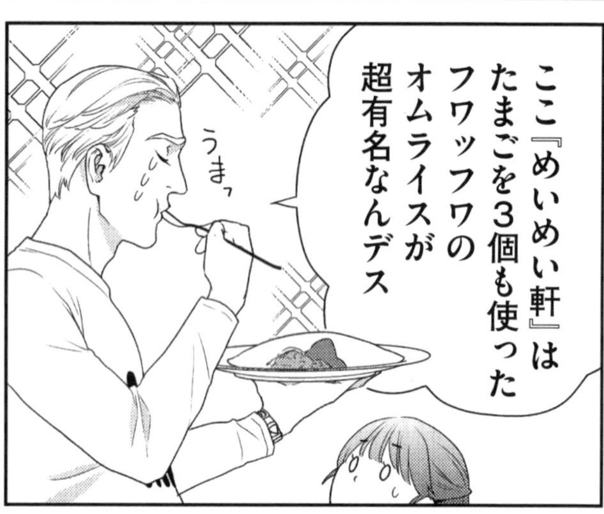
ここ『めぃめぃ軒』はたまごを3個も使ったフワッフワのオムライスが超有名なんデス
うまっ

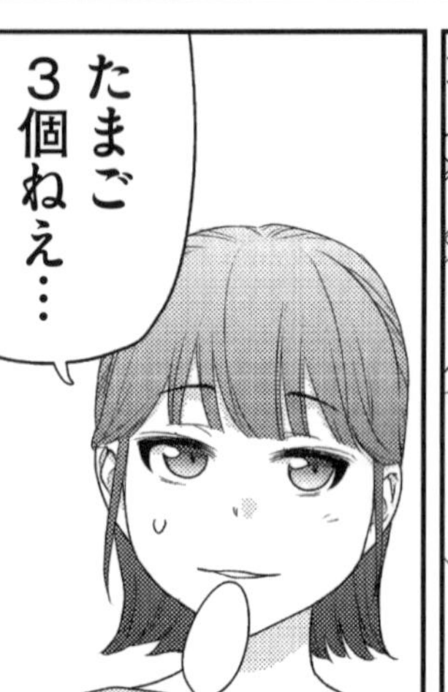
たまご3個ねえ…

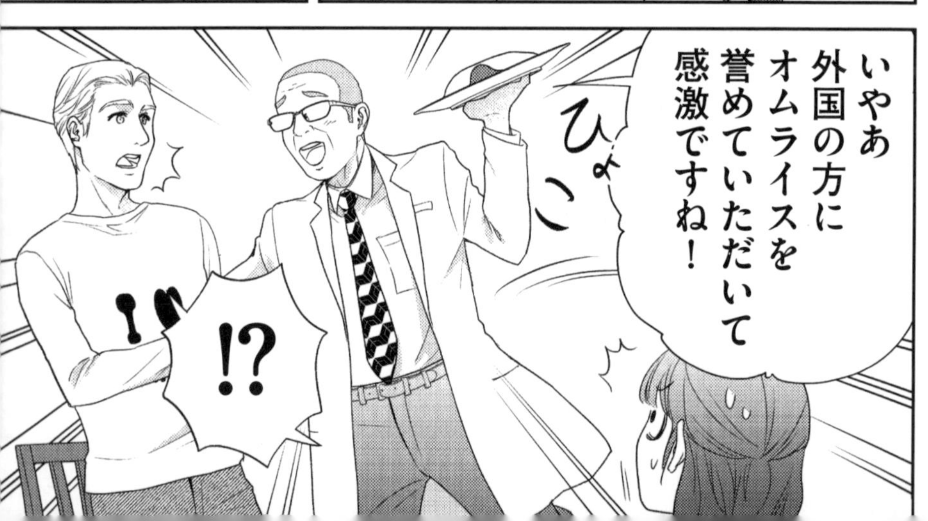
いやあ外国の方にオムライスを誉めていただいて感激ですね！
ひょこ
!?

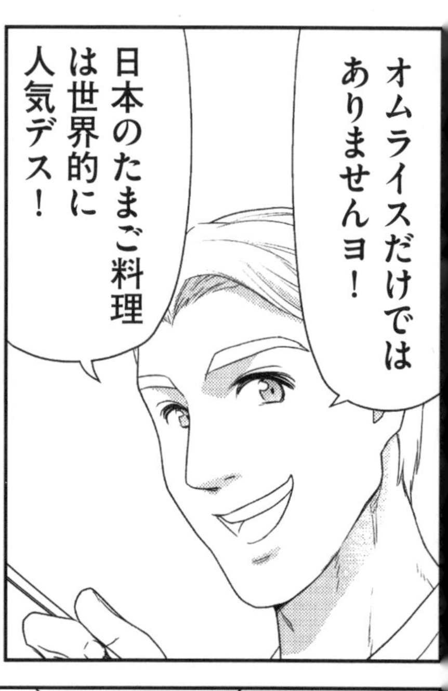
オムライスだけでは
ありませんヨ！
日本のたまご料理
は世界的に
人気デス！

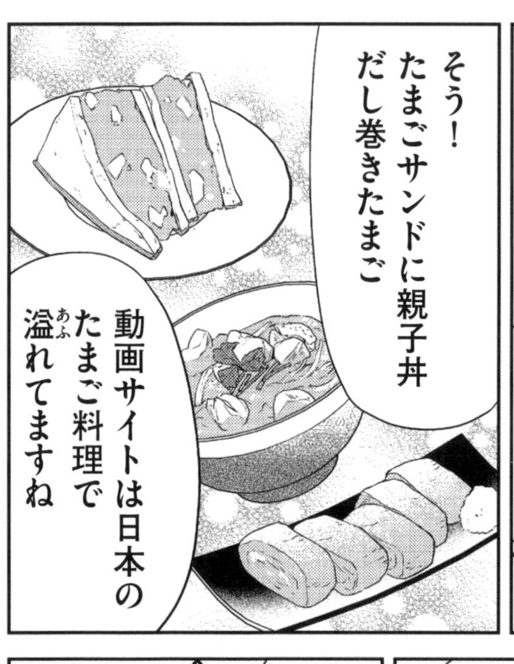
そう！
たまごサンドに親子丼
だし巻きたまご
動画サイトは日本の
たまご料理で
溢れてますね

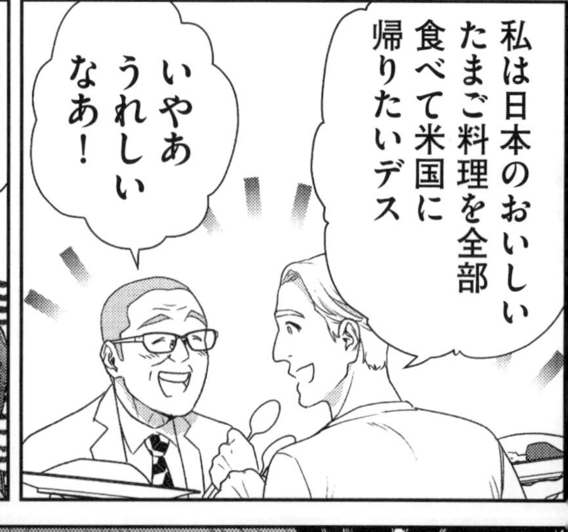
私は日本のおいしい
たまご料理を全部
食べて米国に
帰りたいデス
いやあ
うれしい
なあ！

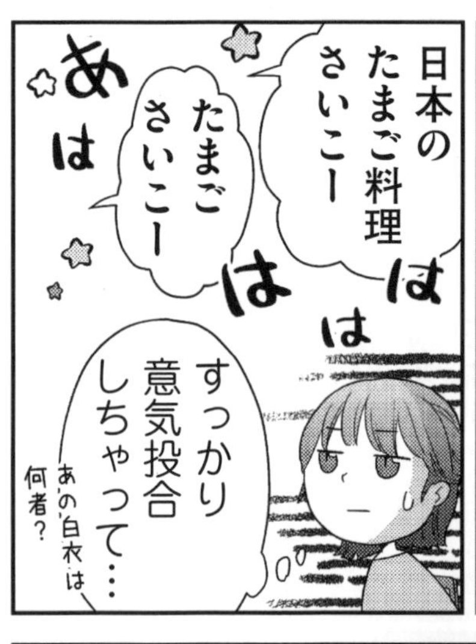
日本の
たまご料理
さいこー
たまご
さいこー
あはははは
すっかり
意気投合
しちゃって…
あの白衣は
何者？

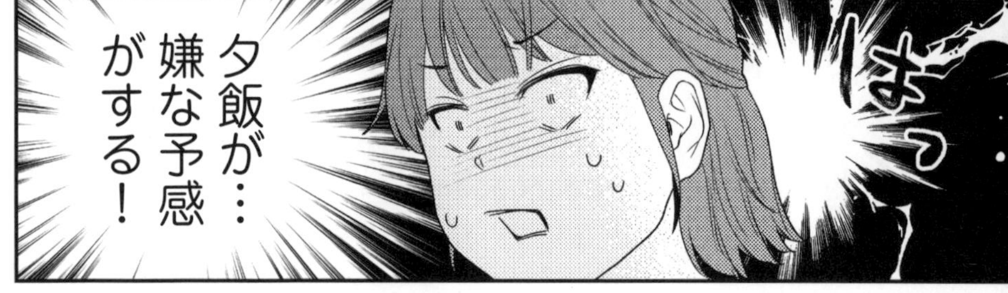
はっ
夕飯が…
嫌な予感
がする！

では
バイ
なに買ったんですか？
NO！教えません
・秋葉原

有名なスクランブル交差点ですよ
ここ渡れるの⁉
・渋谷

そしてたいてい嫌な予感は…

晩ご飯はこのお店にシマショウ！
たまごや
きみちゃん
OK
当たるんだよねえ…

ここはたまごかけご飯で有名なたまご料理専門店デス
TKG

ビルさんちょっとたまご食べ過ぎじゃないですか？
食べ過ぎ？
昼もオタマゴ3個食べたばかりでしょ

たまごは『健康上1日1個が適量』が常識です
えっそれは…

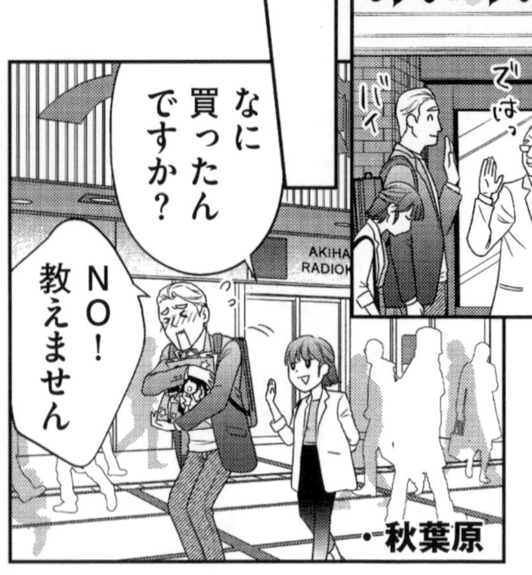

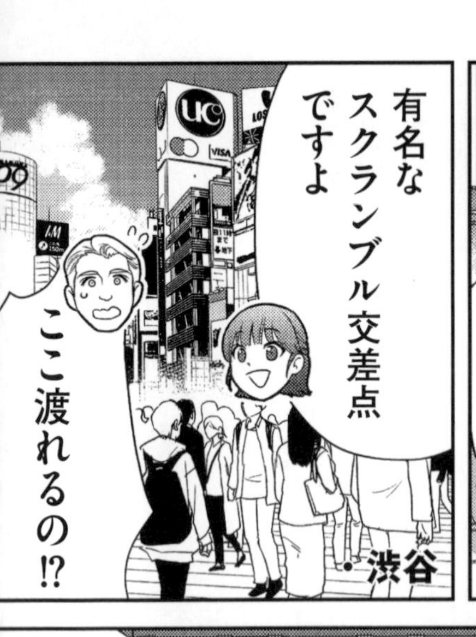

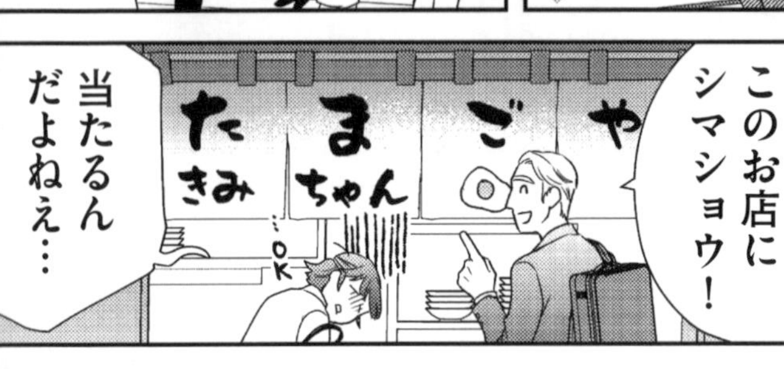

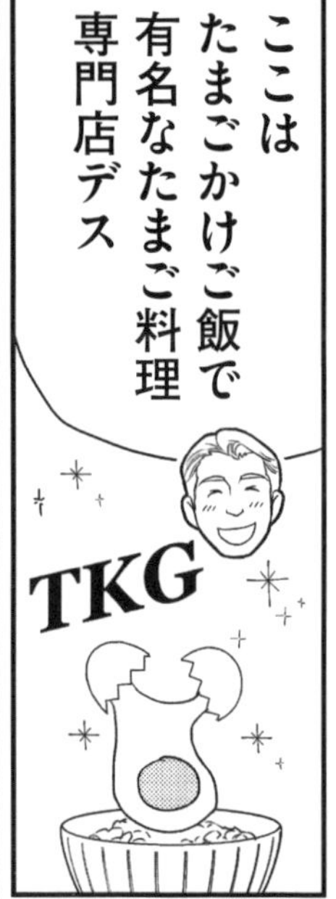

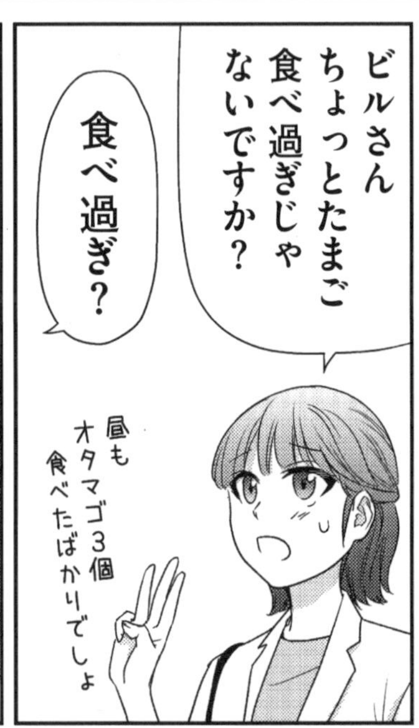

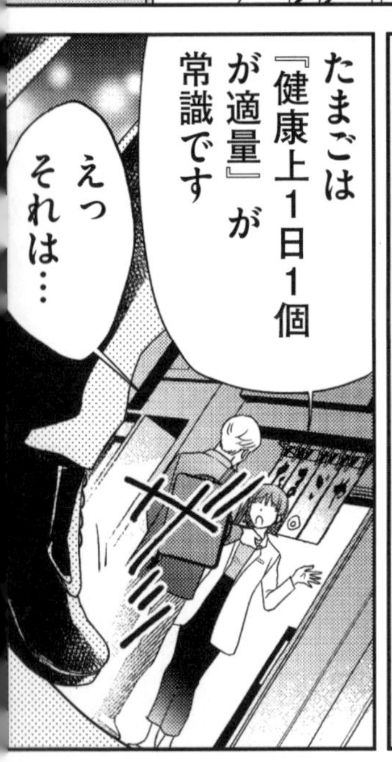

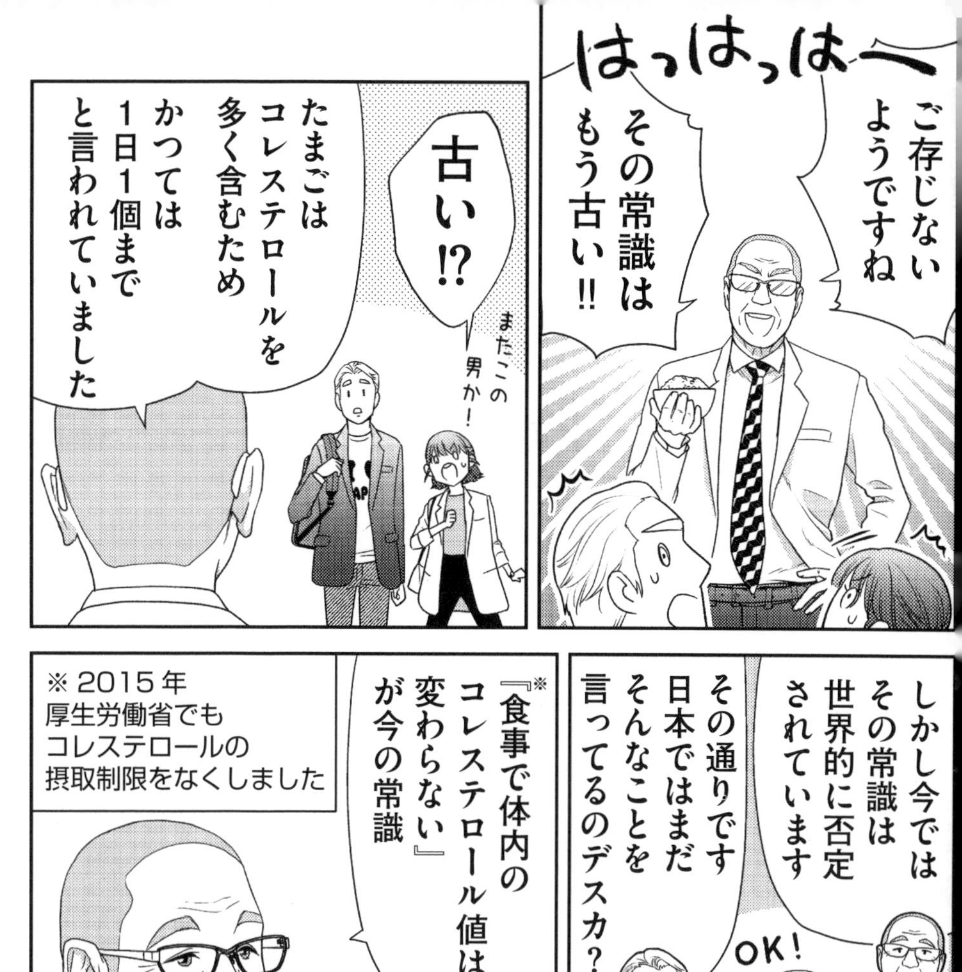
はっはっはー
ご存じないようですね
その常識はもう古い!!
古い⁉
またこの男か!
たまごはコレステロールを多く含むためかつては1日1個までと言われていました

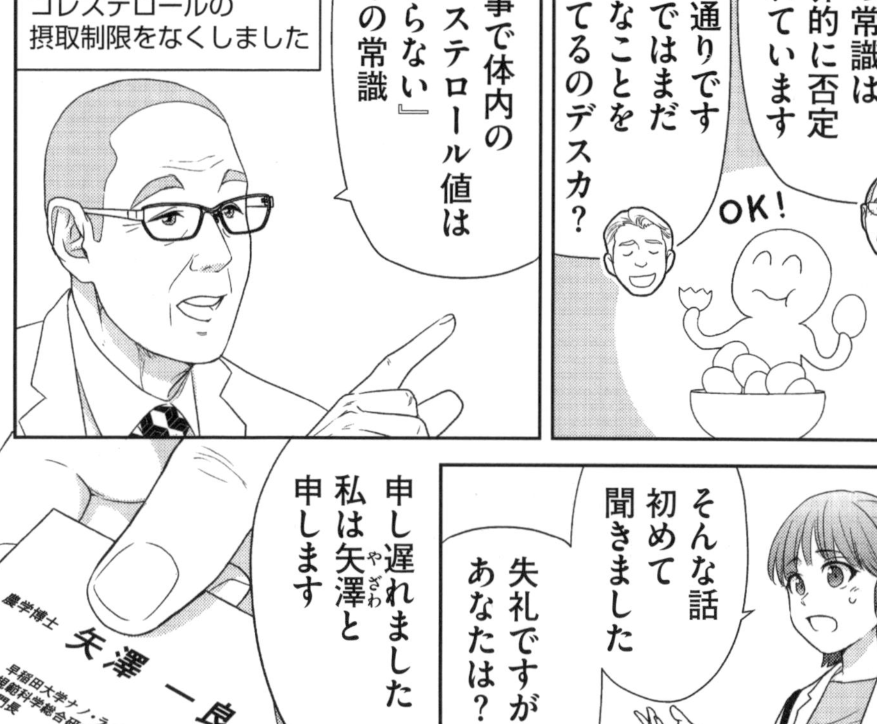
しかし今ではその常識は世界的に否定されています
その通りです日本ではまだそんなことを言ってるのデスカ?
OK!
『※食事で体内のコレステロール値は変わらない』が今の常識
※2015年
厚生労働省でも
コレステロールの
摂取制限をなくしました
そんな話初めて聞きました
失礼ですがあなたは?
申し遅れました私は矢澤(やざわ)と申します
農学博士 矢澤 一良
早稲田大学ナノ・ライフ創新研究機構
規範科学総合研究所ヘルスフード科学部門
部門長

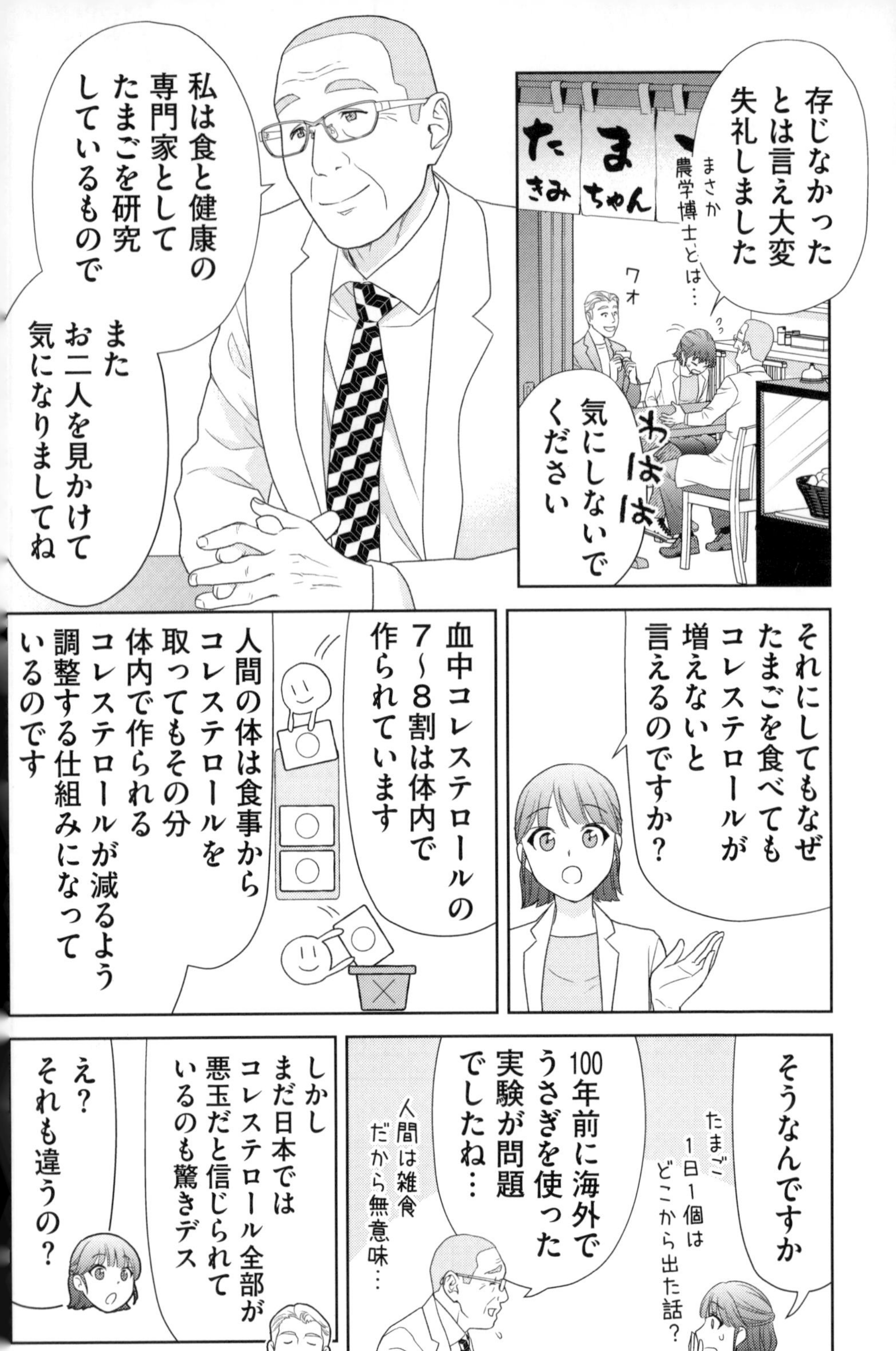
存じなかったとは言え大変失礼しました
まさか農学博士とは…
ワオ
たまご きみちゃん
わははは
気にしないでください
私は食と健康の専門家としてたまごを研究しているもので
またお二人を見かけて気になりましてね
それにしてもなぜたまごを食べてもコレステロールが増えないと言えるのですか？
血中コレステロールの7～8割は体内で作られています
人間の体は食事からコレステロールを取ってもその分体内で作られるコレステロールが減るよう調整する仕組みになっているのです
そうなんですか
たまご1日1個はどこから出た話？
100年前に海外でうさぎを使った実験が問題でしたね…
人間は雑食だから無意味…
しかしまだ日本ではコレステロール全部が悪玉だと信じられているのも驚きデス
え？それも違うの？

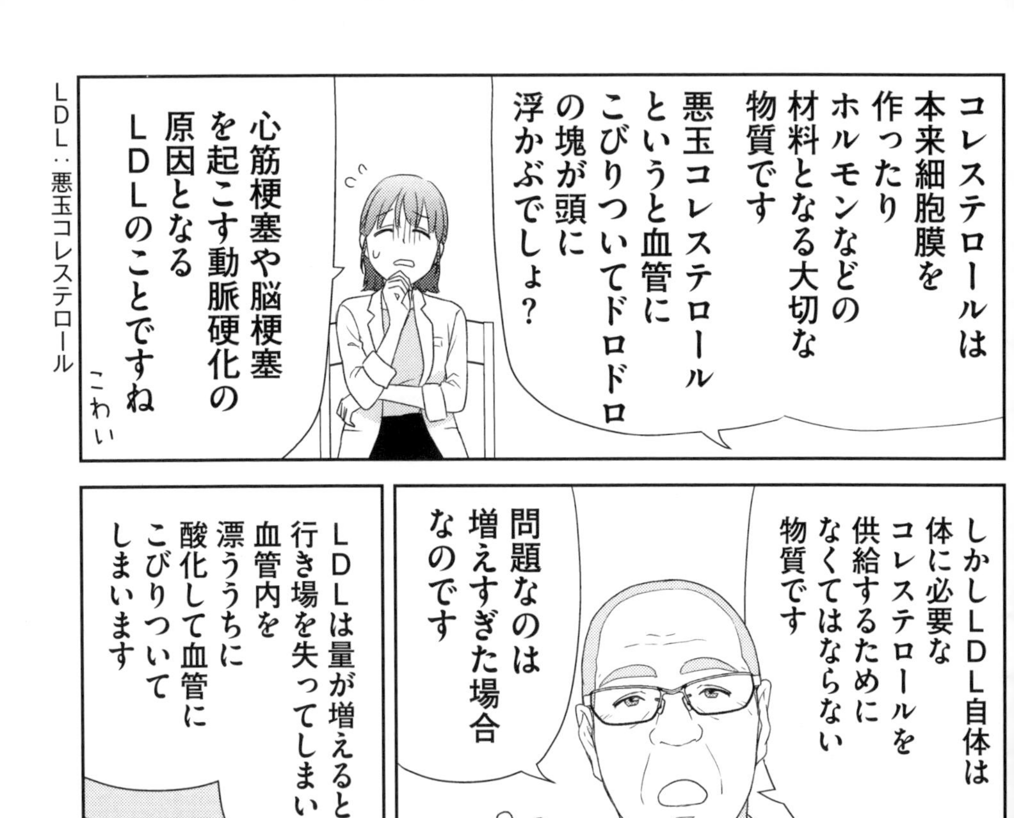
コレステロールは本来細胞膜を作ったりホルモンなどの材料となる大切な物質です
悪玉コレステロールというと血管にこびりついてドロドロの塊が頭に浮かぶでしょ？
心筋梗塞や脳梗塞を起こす動脈硬化の原因となるLDLのことですね
こわい
LDL：悪玉コレステロール
しかしLDL自体は体に必要なコレステロールを供給するためになくてはならない物質です
問題なのは増えすぎた場合なのです
LDLは量が増えると行き場を失ってしまい血管内を漂ううちに酸化して血管にこびりついてしまいます
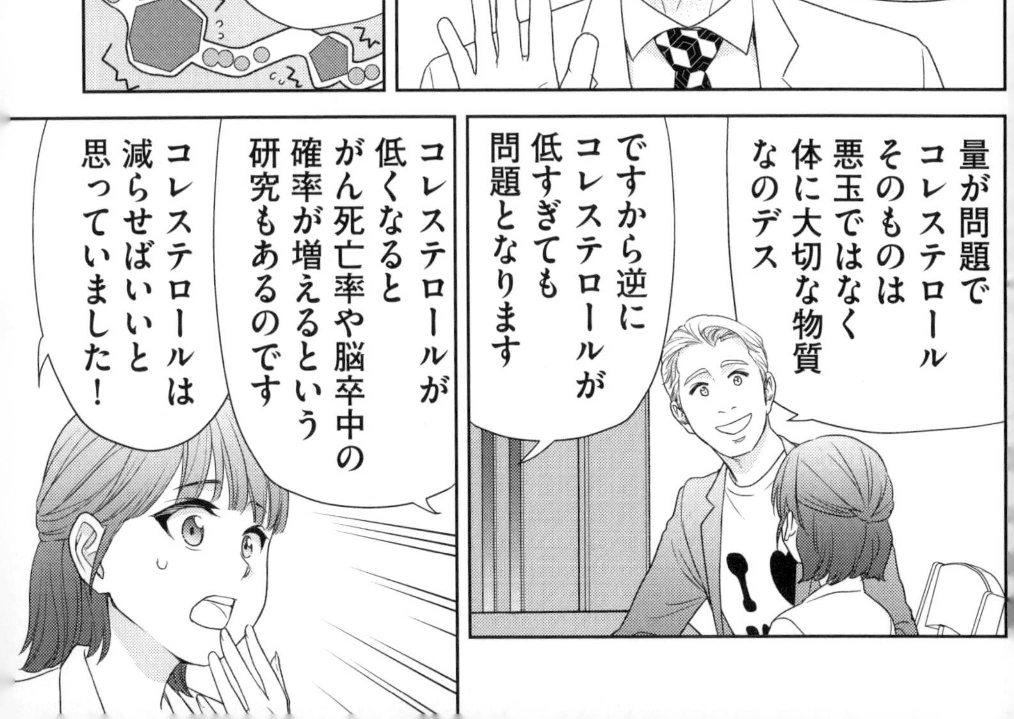
量が問題でコレステロールそのものは悪玉ではなく体に大切な物質なのデス
ですから逆にコレステロールが低すぎても問題となります
コレステロールが低くなるとがん死亡率や脳卒中の確率が増えるという研究もあるのです
コレステロールは減らせばいいと思っていました！

HDL：善玉コレステロール

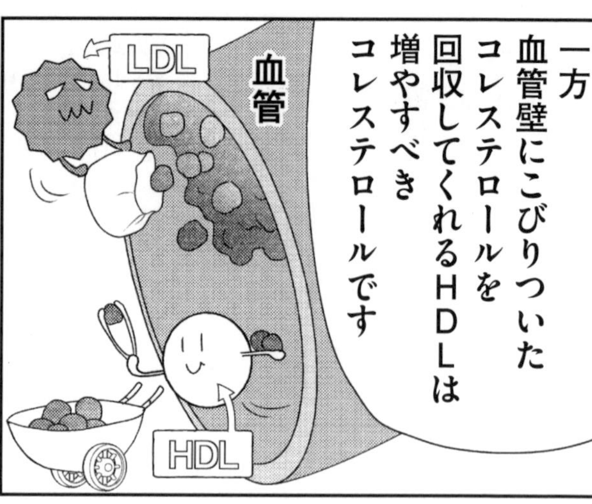

まずはLDLを減らしてHDLを増やすデスネ
その通り！そこで『たまご』なのです

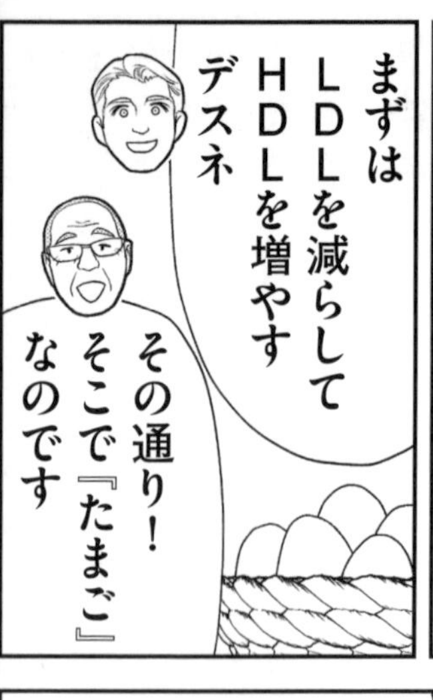

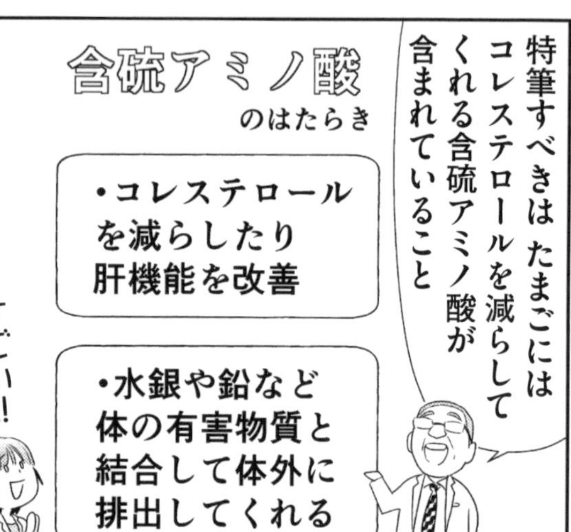

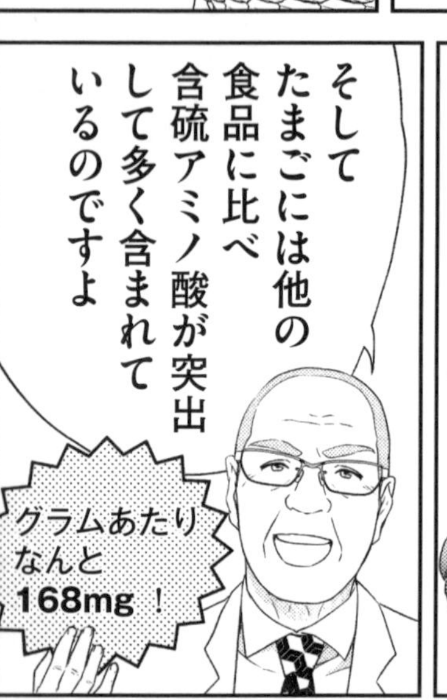

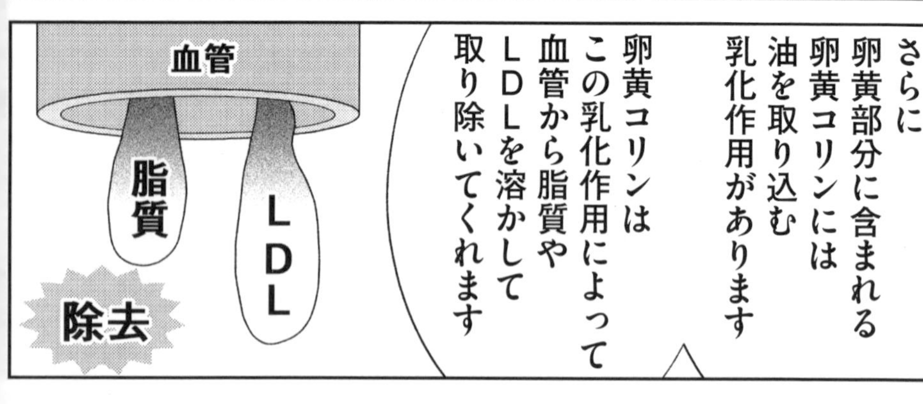

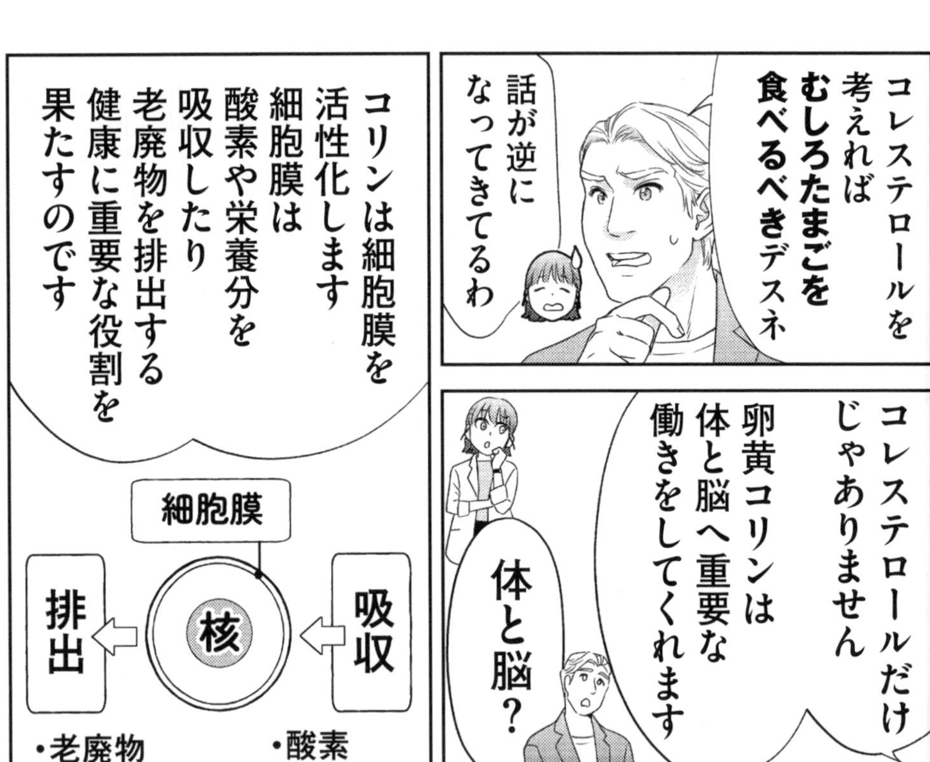
コレステロールを考えればむしろたまごを食べるべきデスネ
話が逆になってきてるわ
コリンは細胞膜を活性化します
細胞膜は酸素や栄養分を吸収したり老廃物を排出する健康に重要な役割を果たすのです
細胞膜
核
吸収
排出
・酸素
・栄養成分
・老廃物
コレステロールだけじゃありません
卵黄コリンは体と脳へ重要な働きをしてくれます
体と脳？

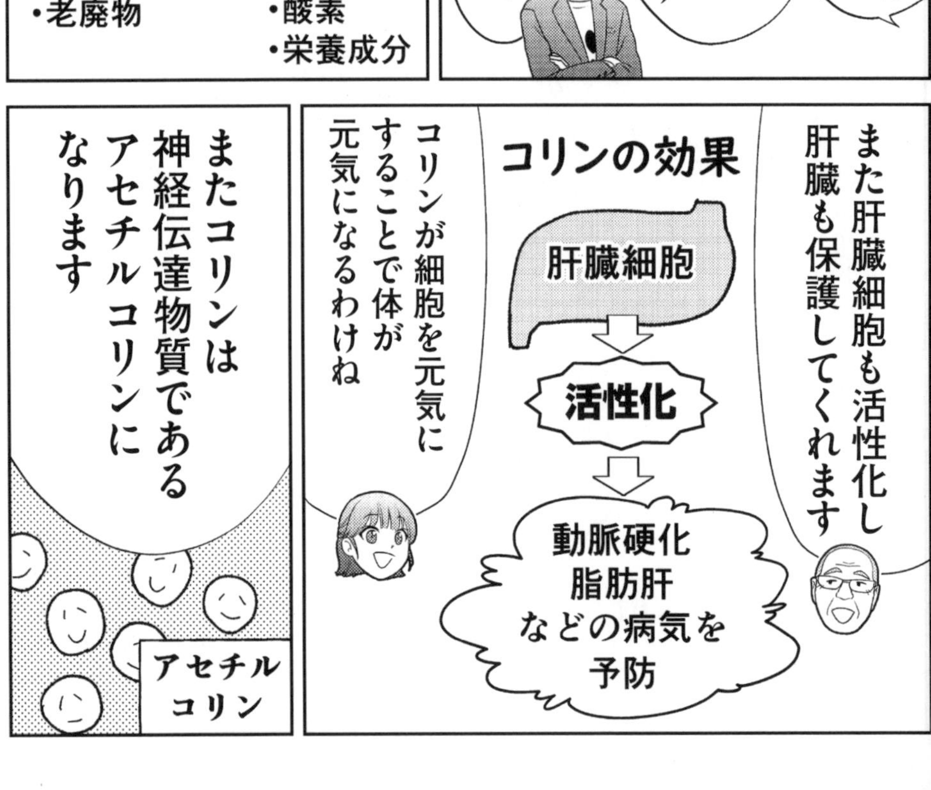
また肝臓細胞も活性化し肝臓も保護してくれます
コリンの効果
肝臓細胞
活性化
動脈硬化
脂肪肝
などの病気を
予防
コリンが細胞を元気にすることで体が元気になるわけね
またコリンは神経伝達物質であるアセチルコリンになります
アセチル
コリン

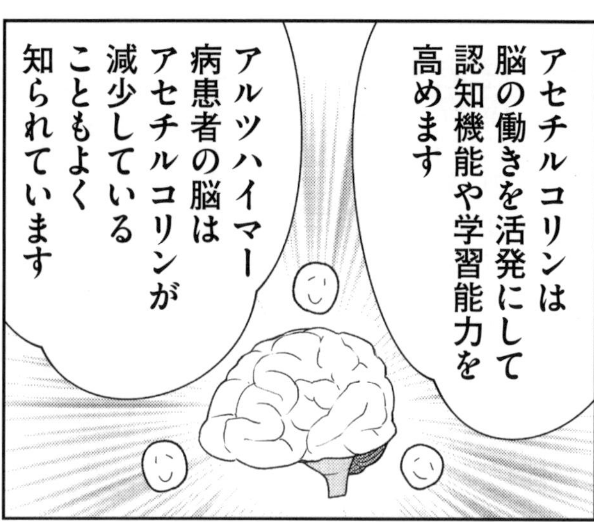
アセチルコリンは脳の働きを活発にして認知機能や学習能力を高めます
アルツハイマー病患者の脳はアセチルコリンが減少していることもよく知られています

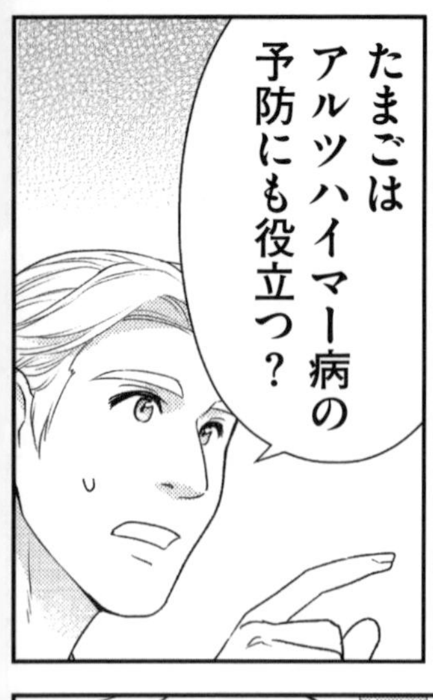
たまごはアルツハイマー病の予防にも役立つ？

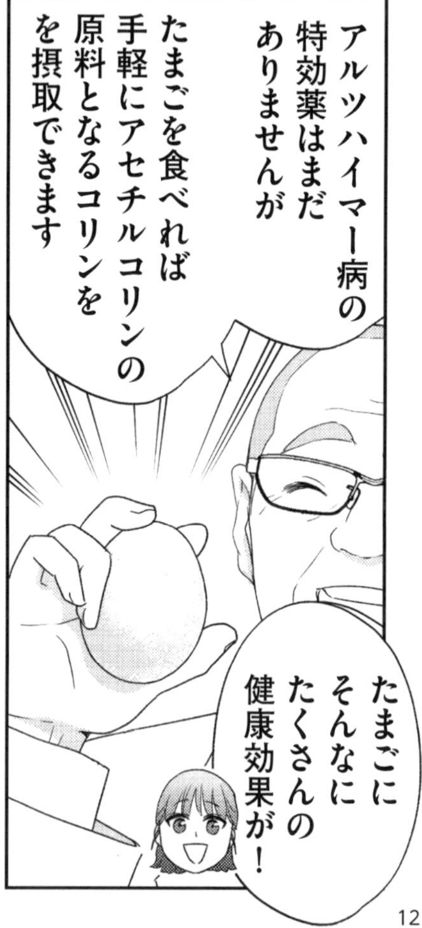
アルツハイマー病の特効薬はまだありませんが
たまごを食べれば手軽にアセチルコリンの原料となるコリンを摂取できます
たまごにそんなにたくさんの健康効果が！

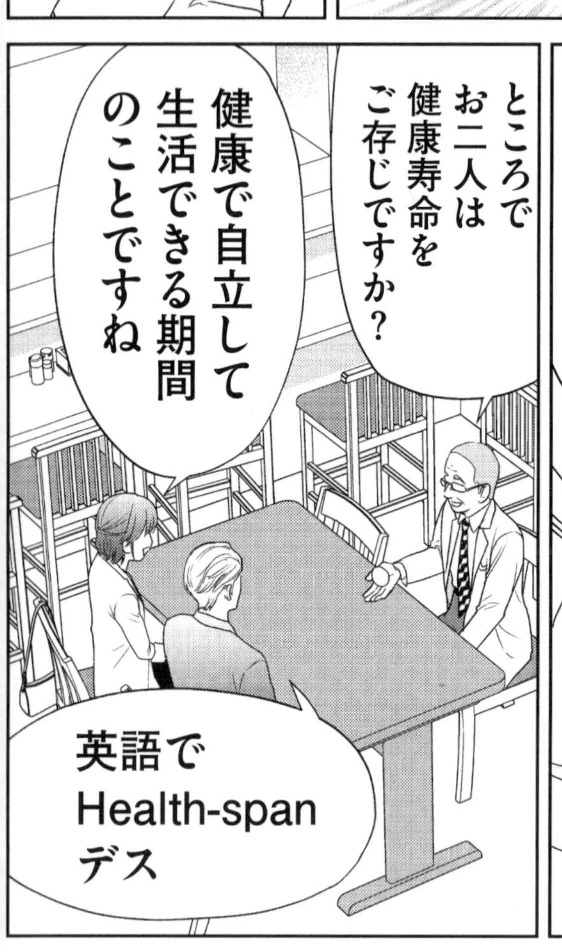
ところでお二人は健康寿命をご存じですか？
健康で自立して生活できる期間のことですね
英語でHealth-spanデス

日本人の平均寿命は84歳ですが自立して元気に生活できる健康寿命は74歳です

10年も違っていますどう思います？

うーん

長寿になっても健康寿命が延びなくて寝たきりではあまり意味ないかも

厚生労働省健康調べ（2019年）

健康寿命の順位	国名	健康寿命（年）	平均寿命（年）	平均寿命と健康寿命の差（年）	平均寿命と健康寿命の差の順位
1位	日本	74.1	84.3	10.2	33位
2位	シンガポール	73.6	83.2	9.6	27位
3位	大韓民国	73.1	83.3	10.2	33位

健康寿命を延ばすことはとても重要ですね
だからこそ私は栄養の宝庫であるたまごを研究しているわけです
私はたまごを人を元気で長寿にする『完全食』だと考えています
完全食
パァーン!!
完全食!?

それほどたまごはすぐれた機能を持つ食品なのです
しかも、たまごの※アミノ酸スコアは100！
理想的なたんぱく質源と言えます！

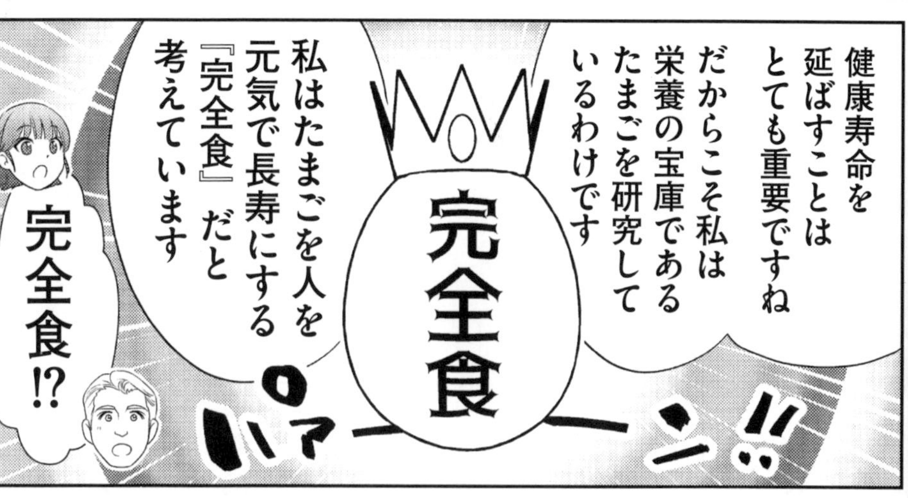

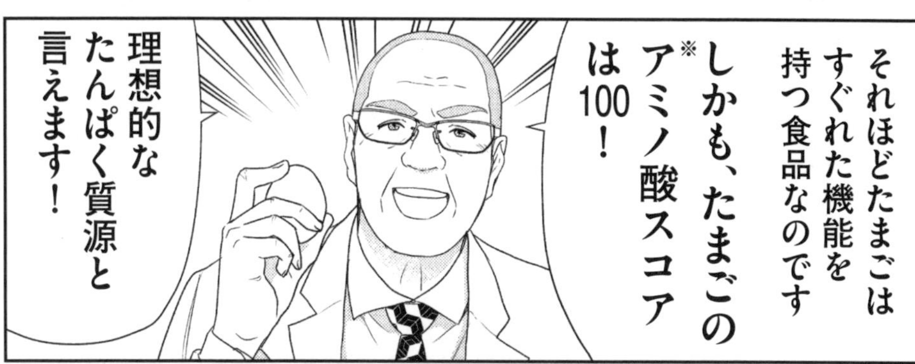

※アミノ酸スコア…食品中の必須アミノ酸の含有率を評価するための数値。

注：必須アミノ酸…アミノ酸はヒトのカラダの重要な構成成分たんぱく質を作ります。必須アミノ酸とは、ヒトや動物が体内で作ることができず、食事からの摂取が必要なアミノ酸のことです。

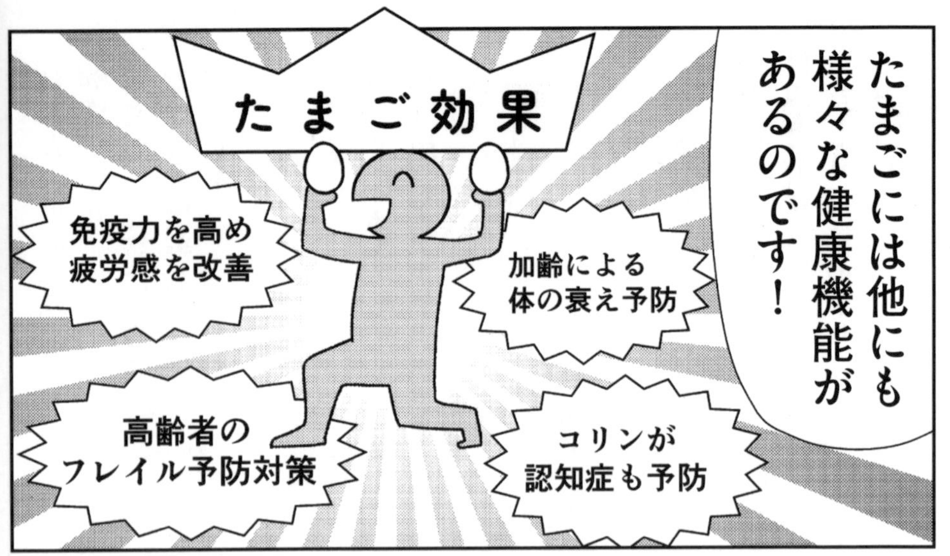
たまごには他にも
様々な健康機能が
あるのです！
たまご効果
免疫力を高め
疲労感を改善
加齢による
体の衰え予防
高齢者の
フレイル予防対策
コリンが
認知症も予防

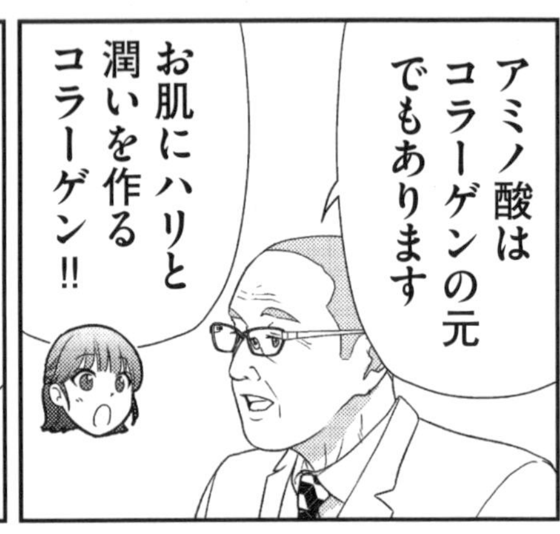
アミノ酸は
コラーゲンの元
でもあります
お肌にハリと
潤いを作る
コラーゲン!!

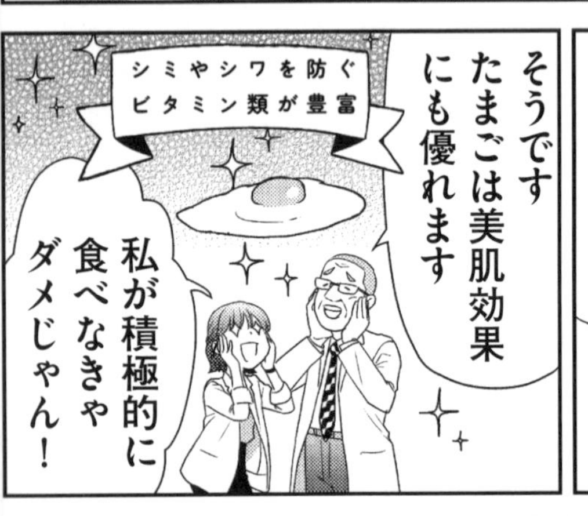
そうです
たまごは美肌効果
にも優れます
シミやシワを防ぐ
ビタミン類が豊富
私が積極的に
食べなきゃ
ダメじゃん！

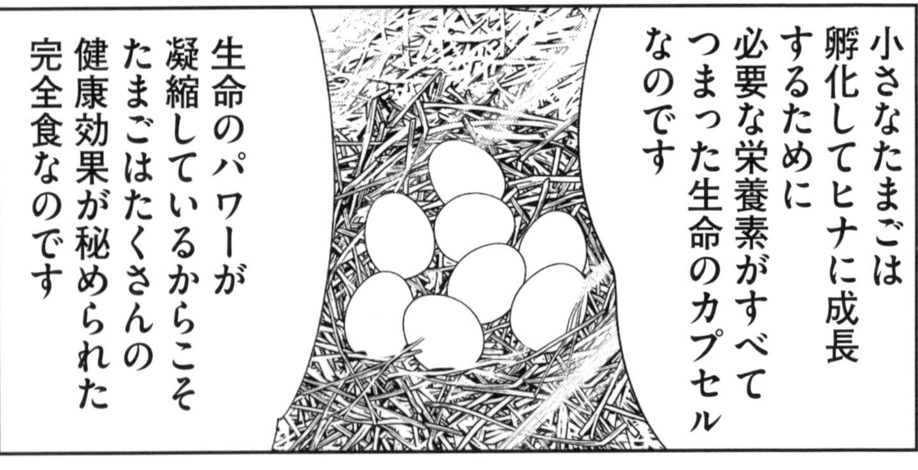
小さなたまごは
孵化してヒナに成長
するために
必要な栄養素がすべて
つまった生命のカプセル
なのです
生命のパワーが
凝縮しているからこそ
たまごはたくさんの
健康効果が秘められた
完全食なのです

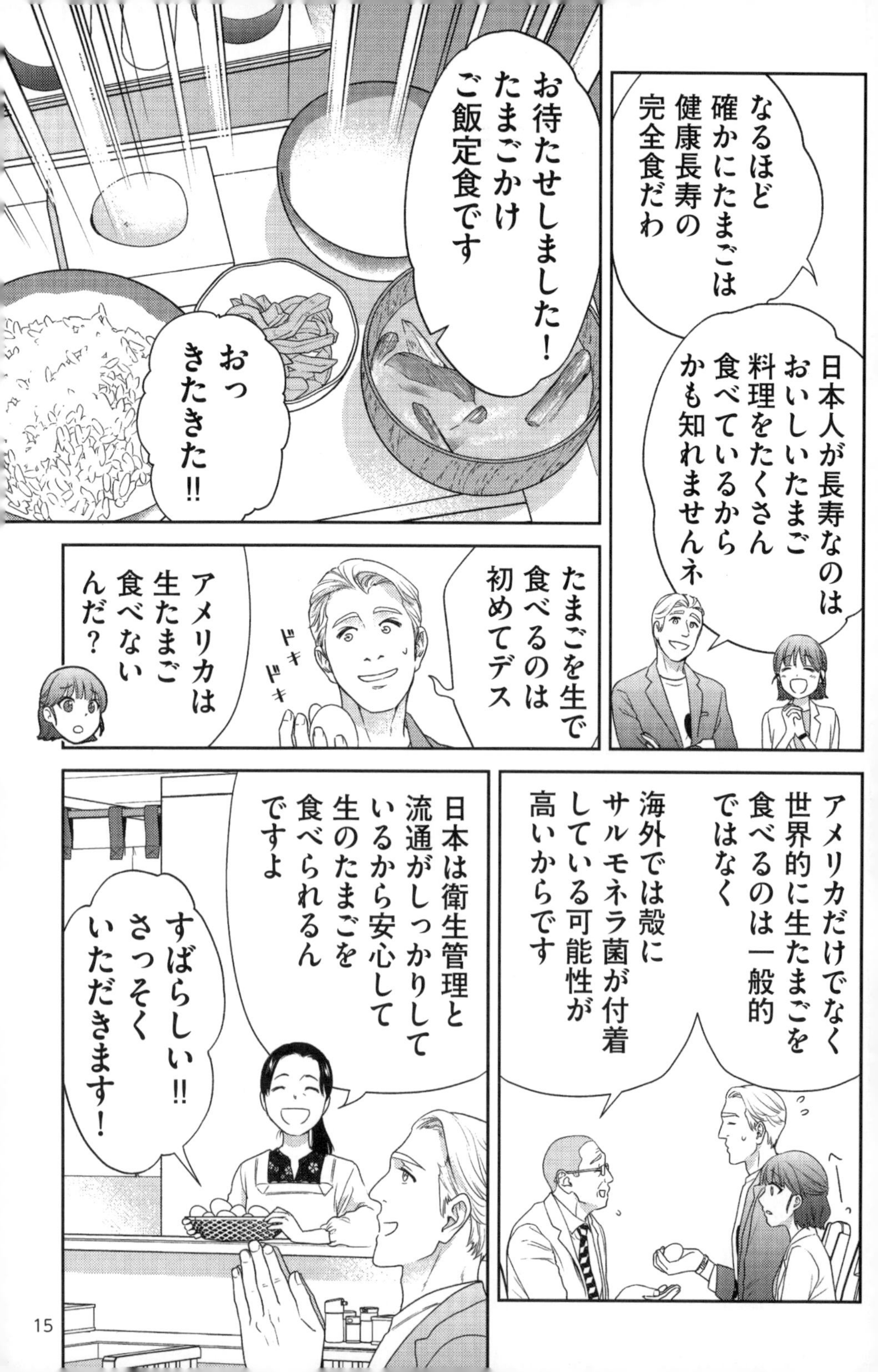
お待たせしました！たまごかけご飯定食です
おっきたきた!!
なるほど確かにたまごは健康長寿の完全食だわ
日本人が長寿なのはおいしいたまご料理をたくさん食べているからかも知れませんネ
たまごを生で食べるのは初めてデス
ドキドキ
アメリカは生たまご食べないんだ？
アメリカだけでなく世界的に生たまごを食べるのは一般的ではなく
海外では殻にサルモネラ菌が付着している可能性が高いからです
へ——
日本は衛生管理と流通がしっかりしているから安心して生のたまごを食べられるんですよ
すばらしい!!さっそくいただきます！

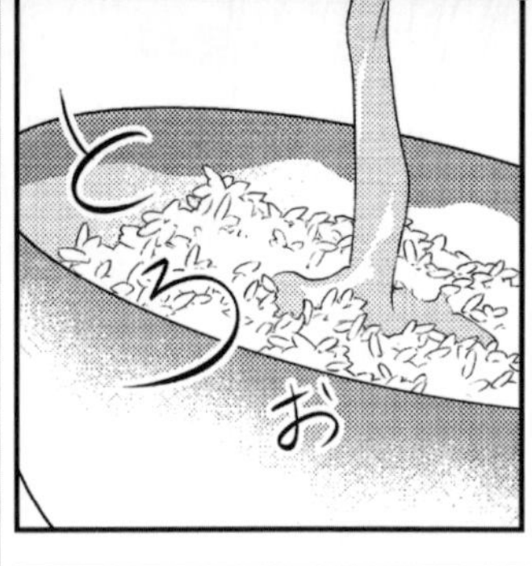
とろぉ

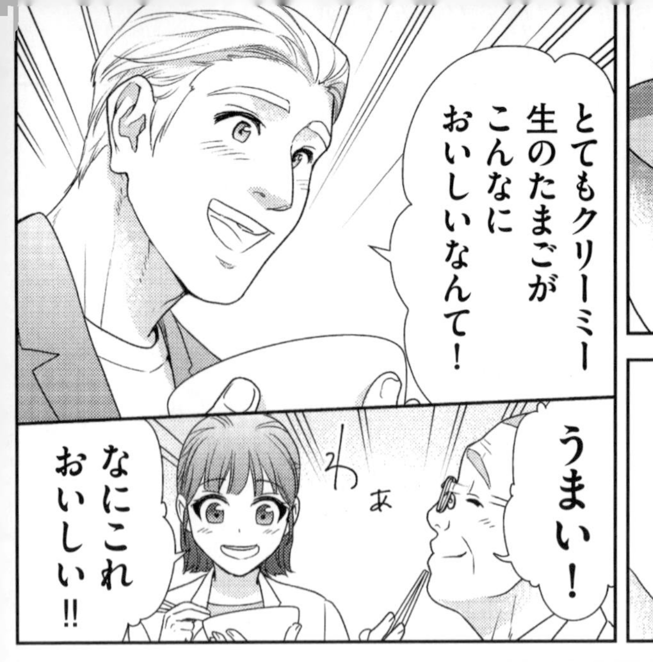
とてもクリーミー
生のたまごが
こんなに
おいしいなんて！
うまい！
わあ
なにこれ
おいしい!!

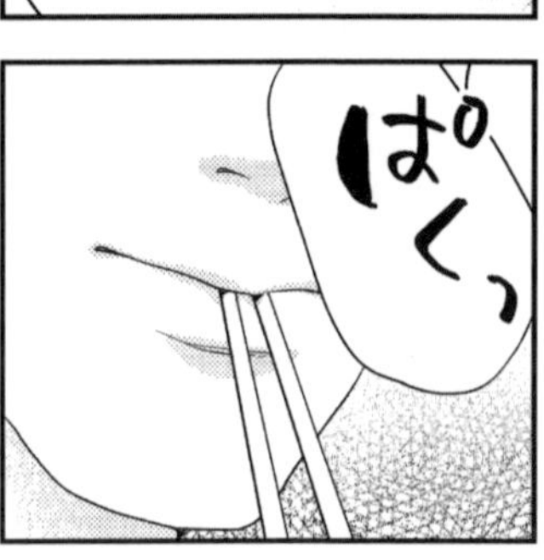
ぱくっ

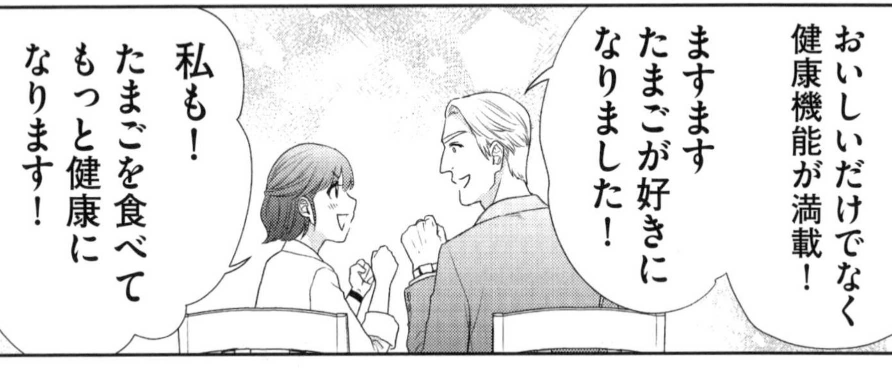
おいしいだけでなく
健康機能が満載！
ますます
たまごが好きに
なりました！
私も！
たまごを食べて
もっと健康に
なります！

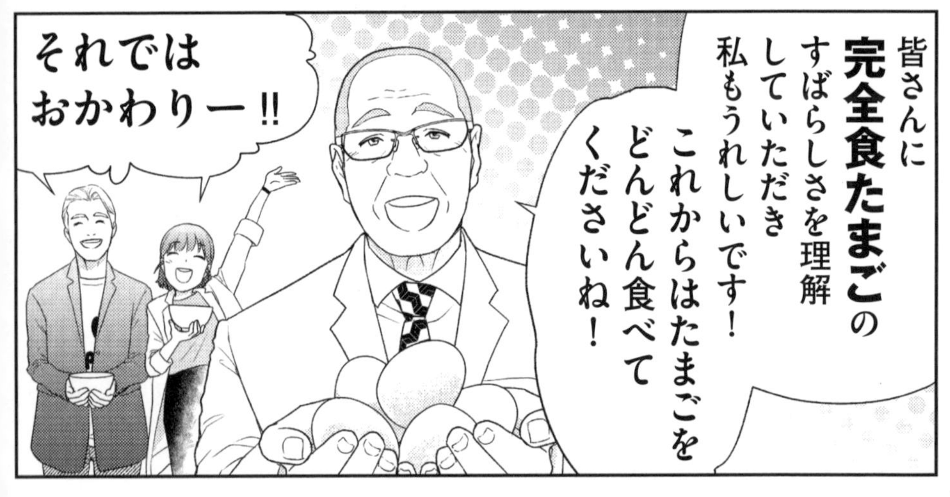
皆さんに
完全食たまごの
すばらしさを理解
していただき
私もうれしいです！
これからはたまごを
どんどん食べて
くださいね！
それでは
おかわりー!!

たまごはスーパーマーケットで買える「完全食」

たまごは植物にとっての種子のようなものです。たまごの中で生まれた小さな命が細胞分裂して成長し、ヒナとなって生まれるまでに必要な栄養素がすべて含まれているのです。

たまごには、たんぱく質、脂質がバランスよく含まれています。さらに、ビタミンA・B1・B2・D・Eなど多彩な**ビタミン類**に加えて、リン、カルシウム、鉄分などの**ミネラル**がたっぷりと含まれているのです。

たまごは、**スーパーで買える身近な「完全食品」**です。

たまご2個分のエネルギー量と各栄養素量の比率

	たまご2個に含まれる量	1日の必要量に占める割合
●エネルギー	159kcal	約 8%
●たんぱく質	12.8g	約 26%
●脂質	10.7g	約 19%

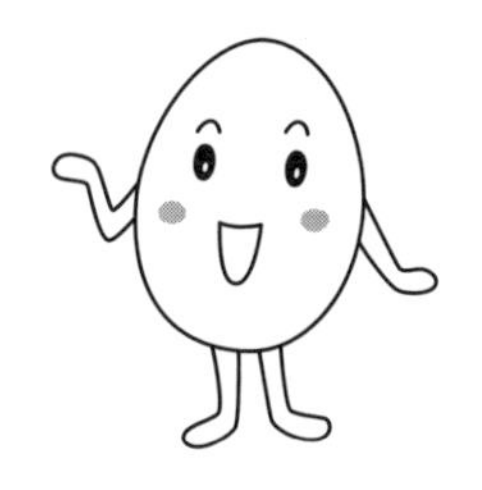

ビタミングループ	たまご2個に含まれる量	1日の必要量に占める割合
●ビタミンA（レチノール当量）	156μgRAE	約 26%
●ビタミン B_2	0.45mg	約 38%
●ビタミン B_6	0.08mg	約 7%
●ビタミン B_{12}	1.0μg	約 42%
●ビタミンD	3.1μg	約 62%
●葉酸	45μg	約 19%
●ビタミンE（α−トコフェロール）	1.1mg	約 14%

ミネラルグループ	たまご2個に含まれる量	1日の必要量に占める割合
●カルシウム	53mg	約 8%
●マグネシウム	11mg	約 4%
●リン	187mg	約 21%
●亜鉛	1.4mg	約 20%
●鉄	1.9mg	約 18%

たまご1個63g（可食部54g）、食事摂取基準（女性18〜29歳、身体活動レベルⅡ）で算出。
厚生労働省「日本人の食事摂取基準2020年版」の＜推奨量＞＜目安量＞＜目標量＞から算出。

日本養鶏協会ホームページより改変して掲載

たまごはアミノ酸スコア100！の理想のたんぱく源

必須アミノ酸は、体内でほとんど合成できず食品から摂取するしかありません。なかでも肝臓のアルコール分解に必要なアミノ酸である**メチオニン**は、他の食品に比べてずばぬけて多く含まれています。

必須アミノ酸の摂取には重要なポイントがあります。

体内に取り込まれたたんぱく質は、それに含まれる最も少ないアミノ酸の量によって、他のアミノ酸の再合成が制限されてしまうのです。これは**「桶の理論」**と呼ばれ、桶を作る板（アミノ酸）の一番低い板の高さまでしか水が汲めないことに例えられます。

アミノ酸スコア※が100点満点のたまごは理想的なたんぱく源といえます。

※食品中に含まれる必須アミノ酸の含有比率を評価するための指標。特定の食品に対し、窒素1gあたりに占める必須アミノ酸が基準値と比較してどれだけ含有されているかを評価するもの

主な食品のアミノ酸スコア

食品	スコア	食品	スコア
●たまご	100	●ベーコン	95
●牛乳	100	●チーズ	91
●牛肉	100	●大豆	86
●鶏肉	100	●納豆	84
●豚肉	100	●豆腐	82
●アジ	100	●アサリ	81
●イワシ	100	●カキ	77
●マグロ	100	●エビ	74
●サンマ	100	●イカ	71

科学技術庁資源調査会議「改訂日本食品アミノ酸組成表」より改変して掲載

アミノ酸「桶の理論」

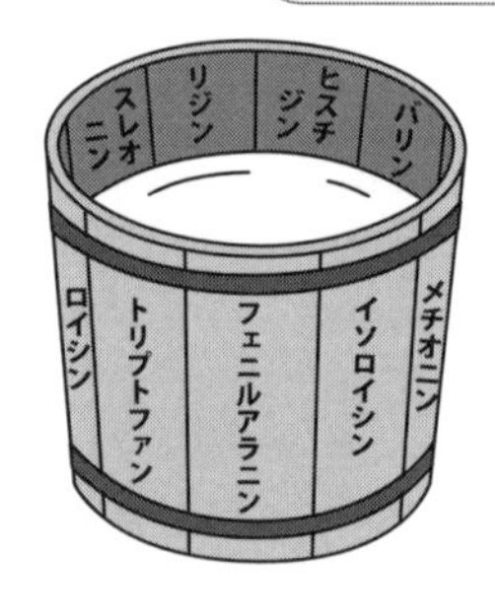

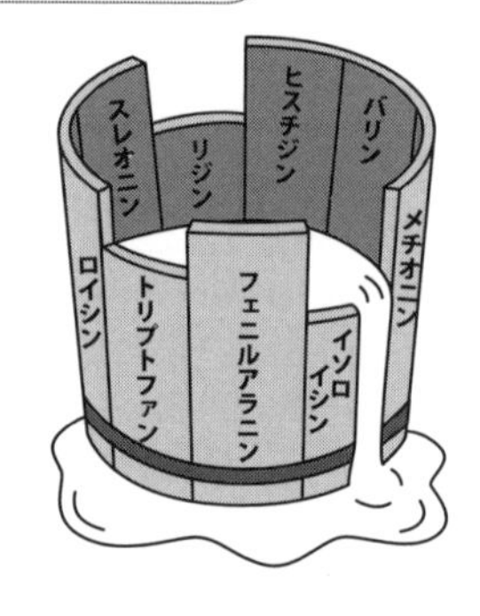

完全食たまごは有用成分の宝庫

アミノ酸スコア100の良質なたんぱく質やビタミンやミネラル…それ以外にもたまごは**健康維持のために必要なたくさんの有用成分**を含んでいます。

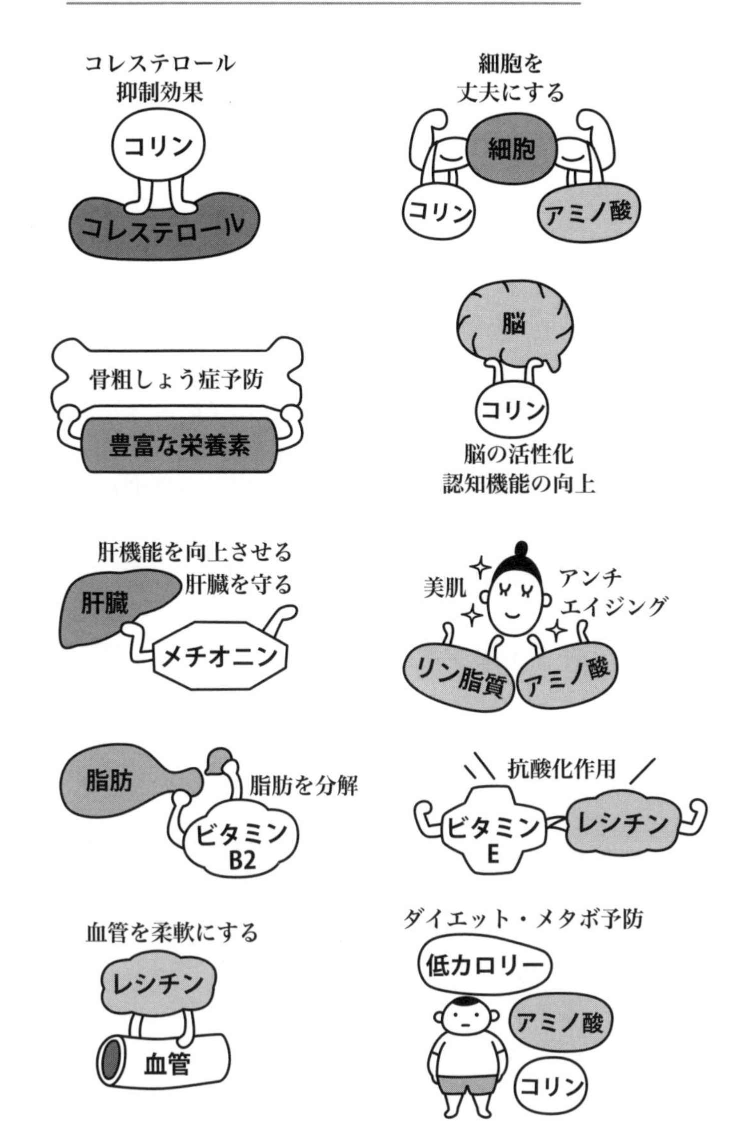

含硫アミノ酸が
コレステロール値を抑制する

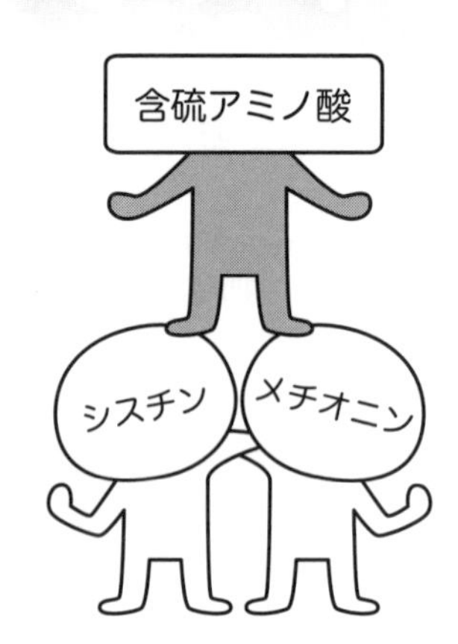

たまごには**含硫アミノ酸**と呼ばれる**シスチン**と**メチオニン**がたっぷり含まれており、この2種類の含硫アミノ酸が**LDLコレステロール**をしっかりコントロールしてくれます。

シスチンは体内で**タウリン**という別の含硫アミノ酸を作ります。タウリンには肝臓で**胆汁酸**の分泌を促進、胆汁酸は血中のコレステロールを排出します。

さらに**シスチン**は、別名**善玉コレステロール**と呼ばれる**HDL**を増加させます。HDLは、血液中や血管に堆積したコレステロールを回収してくれるのです。

もう一つの**メチオニン**には代謝機能を高め、血中コレステロールを抑制する働きがあります。

たまごを食べれば、**肝機能を高めて、コレステロールの過剰な増加を抑えることができる**のです。

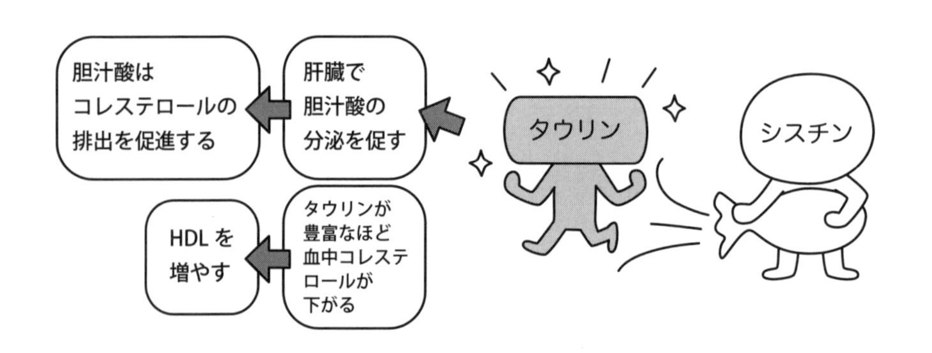

卵黄コリンで脳の健康を保つ ブレインフード

コリンは近年、脳の認知機能維持やアルツハイマー型認知症に対する働きでも注目されています。

このコリンをたっぷり（大豆の3倍）含んでいる食品がたまご！

卵のコリンは卵黄内に存在するため**卵黄コリン**と呼ばれます。

卵黄コリンは他の食品に入っているコリンよりも、脳に吸収されやすく、脳内で**アセチルコリン**という神経伝達物質となり、脳の認知機能を維持に働きます。アルツハイマー型認知症患者の脳を調べるとアセチルコリンが減少しており、アセチルコリン量の低下は記憶力の低下につながることが分かっています。

たまごは、**手軽に摂取することができる「ブレインフード」**なのです。

他にも卵黄コリンは下記のような多くの健康機能を持っています。

- 動脈硬化や脳梗塞の危険因子を除去し予防
- 脂肪の代謝を促進、肝機能をアップ
- 睡眠の量とリズムを調整

各種食材中のコリン量

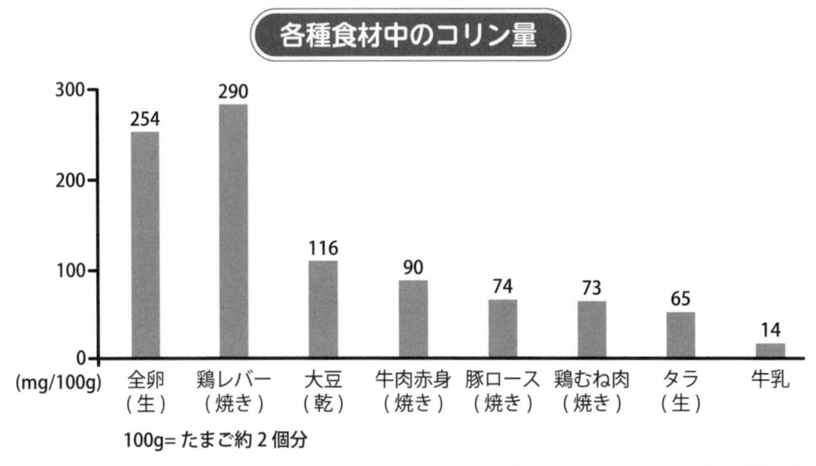

USDA Food Composition Databases(Release 28,2016 年 5 月改訂版) より

たまごで万病の元メタボを防ぐ

運動不足や過食などで内臓に脂肪が溜まり、糖尿病・高血圧・脂質異常に発展する状態を**メタボリックシンドローム**といいます。

たまごには**メタボを防止する効果がある**ことがアメリカの研究で報告されています。

- 肥満女性を対象にした研究では、朝食にたまごを食べると満腹感が持続し、昼食の量が減少するという結果が得られました。※1

- 肥満男性を対象とした別の研究では、毎日3個のたまごを食べるグループと、代替品（コレステロールを含まない）を食べるグループを比較しました。3個のたまごを食べたグループはHDL(善玉菌コレステロール)の血中濃度が上昇、体重が6.7kgも有意に減少しましたが、代替品グループには変化が確認できませんでした。※2

※1　Vender Wal J S et al.,J.Am.Coll.Nutr.2005,24:510-15
※2　Mutungi G et al.,J Nutr.,2008,138:272-6

注意：医者や栄養士から栄養指導を受けている方、遺伝的にコレステロールのコントロールが不得手な方は摂取制限があります。

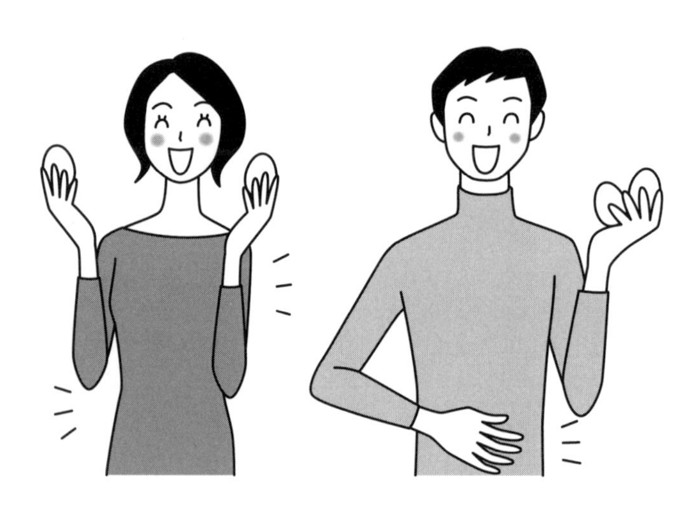

活性酸素も怖くない！
たまごの抗酸化作用

活性酸素は呼吸によって取り込んだ酸素が通常より活性化した物質で、免疫機能を維持する一方、増えすぎると老化や病気の原因にもなります。

たまごは、**活性酸素が細胞を傷つけないよう守ってくれる抗酸化物質の宝庫**です。なぜなら、たまごは自分では動けない存在なので、紫外線や環境要因によって生じる活性酸素から身を守るために細胞内に抗酸化物質を豊富に持っているのです。

たまごに含まれる**ビタミンE、A、B6**は活性酸素に取り付いて、自らは無害な形で酸化しながら活性酸素の連鎖反応を止めてくれます。また、ヒヨコが成長する過程で生じる活性酸素を消去するために、卵黄には抗酸化物質の**レシチン**がたっぷり含まれています。

さらに卵黄に含まれる色素**カロチノイド**も抗酸化物質として注目されています。

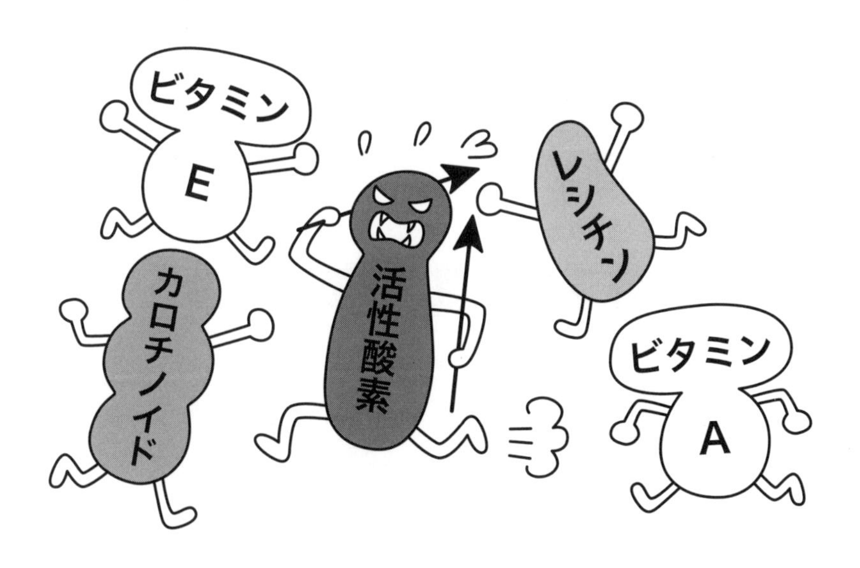

たまごを食べても
コレステロール値は上がらない

「たまごは体に悪いコレステロールが多いから、食べるのは1日1個まで」

よく言われる〈健康常識〉ですが、これは誤った俗説です。

コレステロールは体に必要な物質であり、肝臓で合成されます。

体内のコレステロール量は肝臓によって一定に調整されており、食事からの摂取量が多ければ合成量が減少、逆に摂取量が少なければ合成量が増加するようになっています。

たまごを2、3個食べた程度で体内のコレステロール値が上がることはなく、2015年に厚生労働省が出す「日本人の食事摂取基準」からコレステロールの摂取制限はなくなっています。

注意：医者や栄養士から栄養指導を受けている方、遺伝的にコレステロールのコントロールが不得手な方は摂取制限があります。

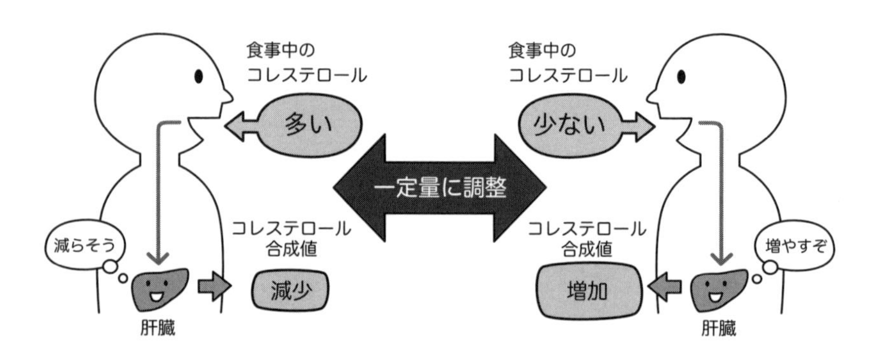

たまごの摂取頻度と総コレステロール量

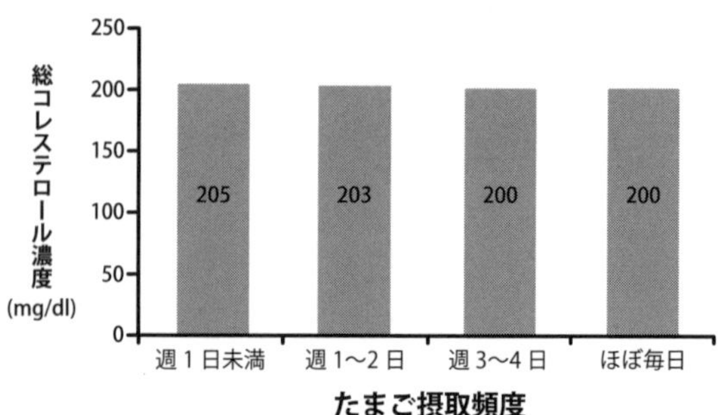

Nakamura Y et al.,Br,J.Nutr.,2006.96.921-8. より